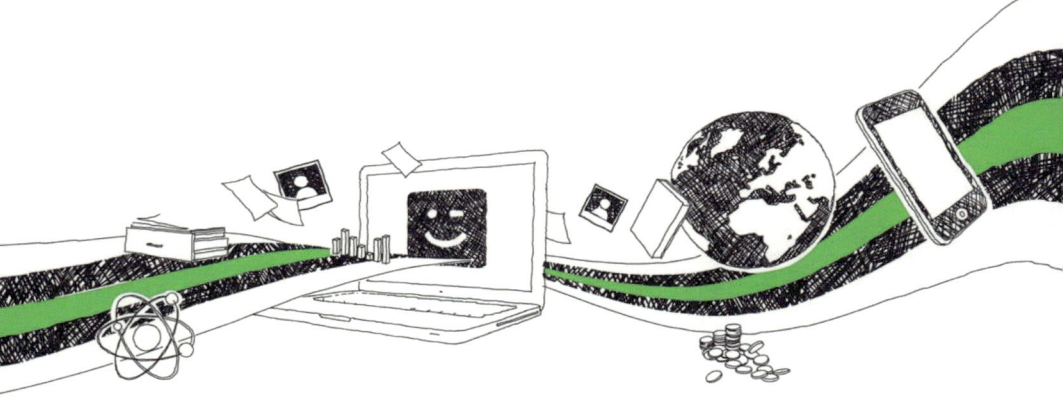
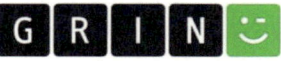

Kamil Wrona

Mensch und Gesundheit - Theorien von Gesundheit und Krankheit

GRIN Verlag

Bibliografische Information der Deutschen Nationalbibliothek:

Die Deutsche Bibliothek verzeichnet diese Publikation in der Deutschen National-
bibliografie; detaillierte bibliografische Daten sind im Internet über http://dnb.d-
nb.de/ abrufbar.

Impressum:

Copyright © 2004 GRIN Verlag GmbH
Druck und Bindung: Books on Demand GmbH, Norderstedt Germany
ISBN: 978-3-640-85842-2

Dieses Buch bei GRIN:

http://www.grin.com/de/e-book/40913/mensch-und-gesundheit-theorien-von-
gesundheit-und-krankheit

GRIN - Your knowledge has value

Der GRIN Verlag publiziert seit 1998 wissenschaftliche Arbeiten von Studenten, Hochschullehrern und anderen Akademikern als eBook und gedrucktes Buch. Die Verlagswebsite www.grin.com ist die ideale Plattform zur Veröffentlichung von Hausarbeiten, Abschlussarbeiten, wissenschaftlichen Aufsätzen, Dissertationen und Fachbüchern.

Besuchen Sie uns im Internet:

http://www.grin.com/

http://www.facebook.com/grincom

http://www.twitter.com/grin_com

Inhalt

Vorwort

In meiner Hausarbeit stelle ich einen Teil der wissenschaftlichen Theorien über Gesundheit und Krankheit vor, die in der Vorlesung BHC 11 (Bildung, Sozialisation und Gesundheit) im Wintersemester 2004/2005 an der Universität Bielefeld von Herrn Prof. Dr. Klaus Hurrelmann und seinen Studenten/innen diskutiert wurden.

Diese Arbeit beruht auf den in der Vorlesung gemeinsam erarbeiteten Ergebnissen und der von mir verwendeten Literatur.

Im ersten Abschnitt stelle ich die Vorteile und Nachteile der Gesundheitsdefinition der WHO aus dem Jahre 1946 dar.

Nachdem ich mich im zweiten Abschnitt mit der Frage beschäftige, welche unterschiedlichen Vorstellungen von Krankheit und Gesundheit die wissenschaftlichen Theorien über Krankheit und Gesundheit haben, zeige ich im dritten Abschnitt auf, was man unter den subjektiven Vorstellungen von Krankheit und Gesundheit zu verstehen hat.

Im letzten Abschnitt versuche ich zu klären, ob die subjektiven und objektiven Theorien sich gegenseitig nutzbringend beeinflussen.

1. Gesundheit als Schlüsselbegriff von Public Health

Die World Health Organisation (Weltgesundheitsorganisation, WHO) hat im Jahre 1946 folgende Definition von Gesundheit in ihre Charta aufgenommen:

> **„Gesundheit ist der Zustand des vollständigen körperlichen, geistigen und sozialen Wohlbefindens und nicht nur das Frei-sein von Krankheit und Gebrechen"**
>
> (Charta, 1946)

In diesem Kapitel werden die Stärken und Schwächen der Definition aufgezeigt und Verbesserungsvorschläge unterbreitet.

1.1 Stärken der WHO-Definition von 1946

Die Gesundheitsdefinition der WHO berücksichtigt eine physiologische, mentale und soziale Dimension des Wohlbefindens einer Person und bringt damit die Ganzheitlichkeit und Mehrdimensionalität des Menschen zum Ausdruck. Die Definition geht über die medizinischen Ansätze hinaus.

Der Begriff Gesundheit wird als eigene Größe definiert. Die Fixierung auf die Krankheit wird aufgehoben, indem sie in Relation zum Krankheitsbegriff gesetzt wird.

Gesundheit wird als ein Kontinuum zwischen einem Pol der Gesundheit und einem Pol der Krankheit verstanden. Die drei oben genannten Dimensionen haben ihr eigenes Kontinuum.

Gesundheit wird als eine Fließgröße verstanden. Sie verliert an Substanz, erneuert und entwickelt sich.

Die Definition entmachtet die Gesundheitsprofessionellen mit ihrer objektiven und normativen Einschätzung über Krankheit oder Gesundheit.

Das subjektive Wohlbefinden entscheidet über Krankheit oder Gesundheit.

Durch die subjektive Bewertung wird die Eigenverantwortlichkeit des Individuums betont.

1.2 Schwächen der WHO-Definition von 1946 und Verbesserungsvorschläge

Die Verwendung des Begriffes „Zustand" (im Original: state) ist unglücklich, da er zu statisch ist. Die Verwendung des Begriffes „Stadium" ist sinnvoller.

Die politische Ausstrahlung der WHO-Definition ist schwach, da das Kontinuum von Krankheit nicht genug zum Ausdruck kommt. Es ist sogar so, dass es durch den Begriff „Zustand" zurückgenommen wird.

Bedauerlicherweise fehlt der Definition eine aktivierende Kraft, die dazu auffordert an der eigenen Gesundheit zu „arbeiten".

Es ist angebrachter von einer „relativen" Gesundheit im Sinne von Antonovsky (s. S. 9) oder von einem Balanceakt zwischen Risikofaktoren und Gesundheitsfaktoren (Hurrelmann, 2003) auszugehen.

Die Definition liefert eine unklare Feststellung der sozialen Komponente von Gesundheit. Zudem werden gesellschaftliche Vorraussetzungen für die körperliche und soziale Gesundheit vernachlässigt.

Es ist riskant, dass subjektive Wohlbefinden allein dem Subjekt zu überlassen, da die Eigenverantwortlichkeit für die eigene Gesundheit eine Last sein kann und die Nichtbeachtung des Expertenrates das Wohlbefinden beeinträchtigen kann.

2. Theorien von Gesundheit und Krankheit

Nach der Vorstellung der Gesundheitsdefinition der WHO von 1946, sowie deren vorgestellten Vor- und Nachteile, wende ich mich den unterschiedlichen Theorien von Gesundheit und Krankheit zu.

Ich beschränke mich in meiner Hausarbeit auf die

1. Lerntheorien
2. Persönlichkeitstheorien
3. Stress- und Bewältigungstheorien und
4. die subjektiven Vorstellungen von Krankheit und Gesundheit

die in der Vorlesung BHC 12 von Herrn Prof. Dr. Klaus Hurrelmann diskutiert wurden:

2.1 Lerntheorien von Gesundheit und Krankheit

Lernen ist ein Prozess, der zu relativ stabilen Veränderungen im Verhalten oder Verhaltenspotenzial führt und auf Erfahrung beruht. Es ist nicht direkt beobachtbar, sondern wird aus sichtbaren Verhaltensänderungen erschlossen (Zimbardo, 1992).

Wenn wir wissen, wie Lernen funktioniert, ist es möglich zu erklären, warum der Mensch sich in einer bestimmten Weise ernährt und bewegt und sich mit gesundheitsrelevanten Problemen beschäftigt (Hurrelmann, 2003).

2.1.1 Die klassische Lerntheorie

Die klassische Lerntheorie, dessen bedeutender Vertreter B. F. Skinner mit seiner Theorie des operanten Konditionierens ist, konzentriert sich allein auf die das Verhalten kontrollierenden beobachtbaren Reize aus der Umwelt und dem beobachtbaren Verhalten des Lernenden (Trautner, 1991).

Der Mensch, der als sehr mechanistisch denkend und sehr leicht formbar verstanden wird, reagiert auf einen externen Stimulus und wiederholt das gezeigte Verhalten, wenn es belohnt wird (positive Verstärkung) bzw. unterlässt es, wenn es negativ verstärkt oder bestraft wird. Die subjektiven Größen, wie Vorstellungen, Wahrnehmungen, Denkprozesse, Gefühle und Erwartungen, die in der sog. „Black box" ablaufen, sind für die klassische Lerntheorie wegen ihrer Nichtbeobachtbarkeit irrelevant (Trautner, 1991). Sie werden erst von der kognitiven Lerntheorie, die den Menschen als ein sich mit der Umwelt auseinandersetzendes aktiv informationsverarbeitendes Wesen ansieht, das selbst darüber entscheidet welche Informationen aufgenommen und verarbeitet werden, berücksichtigt.

2.1.2 Die soziale Lerntheorie von Albert Bandura

Die soziale Lerntheorie von Albert Bandura verweißt auf komplexe Interaktionen zwischen persönlichen Merkmalen, Verhaltensweisen und dem sozialen Umfeld. Diese führen zu reziproken Veränderungen aller drei Elemente (reziproker Determinismus) (Zimbardo, 1992).

Banduras Theorie des „Lernens am Modell" zufolge, ist ein Lernprozess von den drei Faktoren

    a) Merkmale des Modells und des Beobachters

    b) Beziehung zwischen Modell und Beobachter

    c) objektiven Wahrnehmung der Situation

abhängig und vollzieht sich in zwei Schritten. Im ersten Schritt kommt es zur Nachahmung des vom Modell gezeigten Verhaltens. In einem weiteren Schritt erfolgt die Verstärkung (Belohnung) des nachgeahmten Verhaltens.

Die Verstärker, die am effektivsten sind, wenn Sie Lustgewinn statt Furcht und Zwang versprechen, dienen der Nachahmung des Verhaltens und dessen Stabilisierung.

Ob das gewünschte Verhalten vom Beobachter gezeigt wird, hängt von seiner Selbstwirksamkeit (seiner Überzeugung, in einer bestimmten Situation trotz Hindernisse eine angemessene Leistung zu erbringen) und seiner Ergebniserwartung (seiner Überzeugung, das bestimmte Ereignisse in bestimmten Situationen mit einer gewissen Wahrscheinlichkeit auftreten. Und zwar als Folge seines eigenen Verhalten) ab (Hurrelmann, 2003).

2.1.3 Das Gesundheits-Erwartungs-Modell (Health Belief Modell)

Dem Health Belief Modell (HBM) von Rosenstock liegt eine selbstbezogene Motivbasis zugrunde. Das Verhalten wird von dem Interesse gesteuert sich so zu verhalten, dass die eigene Gesundheit erhalten oder wieder hergestellt wird. Ziel ist es, Impulse zu setzen, die dieses Verhalten fördern.

Zu einer Veränderung des Gesundheitsverhaltens kommt es, wenn das Individuum eine akute Gesundheitsbedrohung wahrnimmt. Die Wahrnehmung selbst wird von

a)   dem wahrgenommenen Schweregrad der Krankheit und

b)   der wahrgenommenen Verwundbarkeit durch diese Krankheit

beeinflusst, wobei der Schweregrad auf die Verwundbarkeit Einfluss nimmt. Sind beide Faktoren in hohem Maße wirksam, ist die Wahrscheinlichkeit einer Verhaltensänderung hoch. Moderiert wird die Wahrnehmung von persönlichen Faktoren (z.B. Alter, Geschlecht) und gesellschaftlichen Impulsen (z.B. Erkrankung eines Familienmitgliedes).

Die Vorteile der Theorie sind darin zu sehen, dass sie klare Anhaltspunkte für die gesundheitsfördernden Impulse setzt, sie bevölkerungsweit anzusetzen ist, sie persönliche Bedingungen berücksichtigt und sie sich durch die Einbeziehung der Komponente „Selbstwirksamkeit" für die Intervention bei lebensbedrohlichen Infektions- und Krebskrankheiten und gesundheitsbeeinträchtigenden Verhaltensweisen wie dem Nikotinkonsum bewährt hat (Hurrelmann, 2003).

Bedenklich ist aber, dass die Theorie mit negativer Konditionierung und Angstappellen arbeitet. Sie berücksichtigt keine Persönlichkeitsstärkung. Eine Nachhaltigkeit der Verhaltensänderung ist daher fraglich.

2.2 Persönlichkeitstheorien von Gesundheit und Krankheit

Die klassischen Persönlichkeitstheorien sehen die Struktur und die Eigenschaften einer Person als auf angeborenen persönlichen Dispositionen beruhend an, die sich im Laufe der Persönlichkeitsentwicklung stabilisieren (Hurrelmann, 2003). Sozialisationsbedingungen, Persönlichkeitsmerkmale, Verarbeitungs- und Bewältigungsstrategien haben einen Einfluss auf die Harmonie zwischen Körper, Psyche und Umwelt und somit auf die Gesundheit des Individuums.

Neuere Theorien sehen den Menschen als Kosten-Nutzen-Wesen mit einer festen Persönlichkeitsstruktur. Der Kranke muss aufgrund seiner Disharmonie eigeninitiativ handeln, damit Diagnose und Therapier erfolgen können.

Das Trans-Theoretische-Modell (TTM)

Das TTM oder Stadienmodell der Gesundheitsbeeinflussung von Prochaska & DiClemente (1992) bildet die menschliche Verhaltensänderung ab. Das Individuum muss eine feste Reihenfolge von Stadien durchlaufen damit es zu einer Veränderung des Verhaltens kommen kann. In den ersten Stadien sind es die kognitiven, affektiven und evaluativen Prozesse, die die hier Einfluss nehmen, während es in späteren Stadien eher auf das eigene Engagement und die soziale Unterstützung ankommt.

Daraus resultiert, dass darauf zu achten ist, welche gesundheitsstärkenden Strategien, wann einzusetzen sind (Hurrelmann, 2003).

Da einzelne Stadien öfter gemeistert werden müssen, verläuft die Entwicklung selten geradlinig. Rückfälle in alte ungesunde Verhaltensmuster sind einkalkuliert und gehören zum Gesundungsprozess.

Da eine aufwendige individuelle Diagnose erforderlich ist, kann das Modell nicht auf die Bevölkerung angewendet werden.

Das Modell konnte bereits auf unterschiedliche Bereiche des Gesundheitsverhaltens (z. B. Angststörungen, HIV/Aids-gefährdung, Alkoholkonsum) erfolgreich übertragen werden (Hurrelmann, 2003).

2.3 Stress- und Bewältigungstheorien von Gesundheit und Krankheit

Die Theorien gehen davon aus, dass der Mensch auf Stress über ein vorprogrammiertes Ablaufschema reagiert. Stress ist eine Voraussetzung für die Entwicklung einer starken Persönlichkeit, da die eigenen Fähigkeiten für die Lebensgestaltung herausgefordert werden (Hurrelmann, 2003). Die Stressdosis ist dabei solange positiv und führt zur Entwicklung von Widerstandskräften, die gesundheitsfördernd wirken, wie das Individuum fähig ist, mit den Stressoren so umzugehen, dass die als realistisch erkannte Herausforderung mit den eigenen Ressourcen körperlich-physisch, seelisch-emotional, sozial und kognitiv-intellektuell, zu bewältigen ist (Hurrelmann, 2003). Andernfalls kommt es zu gesundheitbeeinträchtigendem Distress.

Die kognitive Bewertung des Stressors erfolgt nach Richard Lazarus in zwei Stufen:

Die erste Bewertung bestimmt, ob der Stressor als Gefahr eingeschätzt wird und ob etwas unternommen werden muss. Wenn dem so ist, kommt es im zweiten Schritt zur Bewertung der eigenen und sozialen Ressourcen und zur Bewertung von Handlungsalternativen (Zimbardo, 1992). Die durchgeführte Handlung führt dann zu einem für die Gesundheit positiven Resultat oder eben nicht (Hurrelmann, 2003).

Das Salutogenese-Modell von Aaron Antonovsky

Das Salutogenese-Modell (Salus, lat.: Glück, Heil und Genese, gr.: Entstehung) von Aaron Antonovsky beschäftigt sich nicht mit der Frage, wie Krankheiten entstehen, sondern mit der Frage, warum es dem Menschen trotz der Vielzahl der auf sie einwirkenden psychosozialen, physischen und biochemischen Stressoren gelingt, relativ gesund zu bleiben.

Gesundheit und Krankheit werden als Extreme eines Kontinuums gesehen, wobei die individuelle Einstufung vom subjektiv empfunden Schmerz, der funktionellen Einschränkungen von Bewegungen und Sinnen und den sozialen Möglichkeiten abhängig ist (Hurrelmann, 2003).

Den Stressoren setzt das Individuum seine Widerstandsressourcen physikalischer, biochemischer, materieller, kognitiver, emotionaler, motivationaler, sozialer und makrostruktureller Art entgegen, um so die Balance zwischen Risiko- und Schutzfaktoren zu halten. Die Bemühungen um Balance laufen kontinuierlich ab, da Gesundheit immer wieder auf- und abgebaut wird und nie vollständig erreicht werden kann(Hurrelmann, 2003). Es herrscht daher immer ein Zustand relativer Gesundheit.

Neben den Widerstandsressourcen bestimmen auch die Lebenserfahrungen, das Spannungsmanagement, der Stresszustand und das Kohärenzgefühl die Position im Kontinuum. Das Kohärenzgefühl, das Gefühl einer aktuellen Situation Struktur und Sinn geben zu können, ist die psychologische Grundhaltung gegenüber Gesundheit und Krankheit und besteht aus folgenden Komponenten:

a) Dem Gefühl von Verstehbarkeit (Erwartung und Vertrauen in die Fähigkeit, Informationen verarbeiten zu können)

b) Dem Gefühl von Bewältigbarkeit (die Überzeugung, Anforderungen und Herausforderungen mit Hilfe eigener oder fremder Ressourcen zu meistern)

c) Dem Gefühl von Sinnhaftigkeit (Fähigkeit, das Leben als sinnvoll zu empfinden und dafür Energie einzusetzen

Das sich im Laufe des Lebens entwickelnde Kohärenzgefühl ist von den zur Verfügung stehenden Widerstandsressourcen abhängig.
Positiv an dem salutogenetischen Modell ist, dass es auf die Eigenaktivität des Individuums und auf unterstützende Faktoren seiner Umwelt abzielt. Empirisch überprüfen und absichern, lässt es sich aber nicht (Hurrelmann, 2003).

3. Subjektive Vorstellungen von Gesundheit und Krankheit

Während Wissenschaftler objektive Theorien verwenden, um Ereignisse vorhersagen und erklären zu können (Zimbardo, 1992) nutzen wir Menschen subjektive Vorstellungen, um unser eigenes Verhalten und die Welt erklären zu können.

Die Public Health Forschung beschäftigt sich nicht nur mit der Vermeidung von Krankheit, der Lebensverlängerung und der psychischen und körperlichen Gesundheitsförderung der Bevölkerung (Hurrelmann, 2003) sondern seit den 1990er Jahren auch in Deutschland mit den subjektiven Vorstellungen von Gesundheit und Krankheit (Flick et al., 2004).

Da sich die Public Health mit wissenschaftlichen und subjektiven Theorien von Gesundheit und Krankheit beschäftigt, ist es sinnvoll den subjektiven Vorstellungen ein eigenes Kapitel in dieser Arbeit zu widmen.

Es ist gibt unterschiedliche Ebenen von Gesundheitsvorstellungen.

Die vorherige Ebene wird durch die jeweils vorherige Ebene genährt. Die subjektiven Vorstellungen bilden die letzte Ebene, wie aus der Abb. 2 zu ersehen ist:

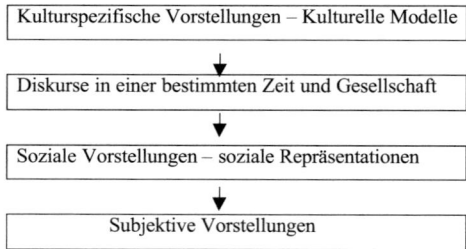

Abb. 2: Gesundheitsvorstellungen auf verschiedenen Ebenen (vgl. Flick et al., 2004)

Die von uns genutzten subjektiven Vorstellungen haben unterschiedliche Funktionen:

1. Sie dienen der Definition der Situation und der Orientierung
2. Sie ermöglichen ex-post-Erklärungen und die Vorhersage zukünftiger Ereignisse
3. Sie haben handlungsleitende Funktion und
4. Sie dienen dem Selbstwert

Die Forschungen haben ergeben, dass es hinsichtlich der subjektiven Vorstellungen von Gesundheit und Krankheit soziale und kulturelle Unterschiede gibt.

Drei zentrale subjektive Vorstellungen von Gesundheit werden unterschieden (Flick et al., 2004):

1. „Gesundheit als Vakuum", d. h. Abwesenheit von Krankheit
2. „Gesundheit als Reservoir", d. h. physische Stärke und Widerstandskraft
3. „Gesundheit als Gleichgewicht", d. h. Gleichgewicht zwischen Risiko- und Schutzfaktoren (Hurrelmann, 2003)

Mit Hilfe von Interviews hat Faltermaier herausgefunden, dass es unterschiedliche subjektive Antworten gibt, wenn gefragt wird, wovon Gesundheit abhängt.
Die Gesundheit wird vom Schicksal, von Umwelteinflüssen, von biologischen Prozessen, von Risikofaktoren, Bewegung, Ernährung, Bewältigungsstrategien, psychosomatischen Faktoren, der Regeneration und von Arbeitsbelastungen abhängig angesehen (Flick et al., 2004).

4. Wechselseitige Beeinflussung der subjektiven Vorstellungen und objektiven Theorien

In diesem Kapitel wage ich den Versuch herauszufinden, ob die subjektiven und objektiven Theorien sich gegenseitig nutzbringend beeinflussen.

Die objektiven wissenschaftlichen Theorien verwenden u. a. subjektive Theorien als Ausgangsbasis ihrer Forschung. So greifen sie z. B. auch auf quantitative Methoden wie den Interviews zurück, um herauszufinden, was Menschen über Gesundheit und Krankheit wissen, welche Erfahrungen sie gemacht haben und was Gesundheit und Krankheit für sie bedeuten.

Mit diesen Ergebnissen werden bestehende Modelle verifiziert, falsifiziert oder modifiziert und neue Modelle konstruiert.
An dieser Stelle wird deutlich, dass subjektive Theorien für wissenschaftliche Theorien von Nutzen sind.
Der Nutzen kann z. B. darin liegen, dass Gesundheitskampagnen entwickelt werden, die der Gesundheitsprävention und der Krankheitsbekämpfung (z. B. Infektionskrankheiten, Krebs) dienen.
Besonders bewährt hat sich dabei das Health Belief Modell, welches versucht, die subjektive Wahrnehmung für die akute persönliche Gesundheitsbedrohung zu sensibilisieren.

Somit wird auch deutlich, dass wissenschaftliche Theorien einen Einfluss auf die subjektiven Vorstellungen haben.
Das Ausmaß dieser Beeinflussung ist meiner Meinung nach noch nicht ausreichend, da ich davon ausgehe, dass sich der Nutzen der Wechselwirkung zwischen subjektiven Vorstellungen und objektiven Theorien am Gesundheitsstatus einer Gesellschaft widerspiegeln sollte.

Mein Fazit ist, dass Menschen sich nur mit Krankheit und Gesundheit auseinander setzen, wenn ein aktueller Anlass dazu gegeben ist und sie persönlich davon betroffen sind.
Erst wenn diese Konstellation gegeben ist kommt es zu einer nützlichen gesundheitsfördernden Wechselwirkung zwischen subjektiven und wissenschaftlichen Theorien.

Literaturverzeichnis

1. Flick, U. et al. (2004). Gesundheit als Leitidee?. Göttingen: Huber

2. Hurrelmann, K. (2003). Gesundheitssoziologie. Weinheim: Juventa.

3. Trautner, H. M. (1991). Lehrbuch der Entwicklungspsychologie (Bd. 2). Göttingen: Hogrefe

4. Zimbardo, P. G. (1992). Psychologie. Berlin: Springer-Verlag.